COLEÇÃO
VIDA & EQUILÍBRIO

ALIMENTAÇÃO INFANTIL

Garanta mais saúde e equilíbrio para toda a família

alto astral

Este livro foi revisado segundo o Novo Acordo Ortográfico da Língua Portuguesa.

Editora responsável Jaqueline Lopes
Produção editorial Adriana Oshiro, Iuri Santos, Michele Custódio, Rebecca Crepaldi, Taleessa Silva, Milena Garcia, Érica Aguiar, Thainá Zanfolin, Gabriel Oliveira, Rodrigo da Graça e Nícolas Messias
Fotos miolo Westend61/Getty Images; Shutterstock Images/Shutterstock Images; Studio/Getty Images; Roulier/Turiot/Getty Images; Adam, Frank/Getty Images; Studio/Getty Images; Studio/Getty Images; Studio/Getty Images; Studio/Getty Images; Cultura RF/BRETT STEVENS/Getty Images; Studio/Getty Images; Claudia Totir/Getty Images; Studio/Getty Images; Studio/Getty Images
Capa Aline Santos
Gráfica GRAFILAR

Dados Internacionais de Catalogação na Publicação (CIP)
Angélica Ilacqua CRB-8/7057

A41 Alimentação infantil : garanta mais saúde e equilíbrio para toda a família / organização por Jaqueline Lopes. -- Bauru, SP : Alto Astral, 2019.
64 p. (Vida & Equilíbrio)

ISBN: 978-85-8246-571-4

1. Crianças - Nutrição 2. Culinária 3. Saúde I. Lopes, Jaqueline II. Série

19-0531 CDD 613.2
CDU 613.22

Índice para catálogo sistemático:
1. Crianças - Nutrição

BAURU
Rua Gustavo Maciel, 19-26
CEP 17012-110
Telefone: (14) 3235-3878
Fax: (14) 3235-3879

SÃO PAULO
Alameda Vicente Pinzon, 173
4° andar, Vila Olímpia
CEP 04547-130
Telefone: (11) 5694-4545

E-mail: atendimento@astral.com.br

PREFÁCIO

Não existe idade certa para começar a comer bem. Pelo contrário, quanto mais cedo a pessoa adota uma dieta balanceada e rica em nutrientes, mais fácil é manter bons hábitos alimentares ao longo da vida. Alguns pais e responsáveis podem encontrar dificuldade e relutância na hora de oferecer determinados grupos de alimentos às crianças, mas por mais complicada que a tarefa possa parecer, sempre há um jeito de lidar com a situação e, assim, garantir bem-estar e qualidade de vida para os pequenos.

Seja para prevenir doenças, sobrepeso ou simplesmente assegurar um estilo de vida mais saudável, apostar em frutas, legumes e verduras também pode se tornar uma tarefa divertida e proporcionar, para a criança, mais consciência sobre o próprio corpo. Entenda como a alimentação e outros fatores estão relacionados com a saúde e com o relacionamento familiar. Boa leitura!

SUMÁRIO

CAPÍTULO 1
APRESENTAÇÃO

Todos os dias surgem estudos indicando o quanto uma alimentação saudável e balanceada pode influenciar diretamente na qualidade de vida e bem-estar das pessoas. A teoria parece simples, mas referindo-se a crianças, comer bem pode ser uma tarefa um tanto quanto complicada. Isso acontece, pois, além de ainda não terem adquirido a consciência da importância dos alimentos para a saúde, as crianças possuem um paladar diferente dos adultos.

É por isso que os primeiros anos de vida são fundamentais para que a criança esteja aberta a novas texturas e sabores. Assim, cabe aos pais ou responsáveis garantir que ela tenha acesso a todos os nutrientes necessários para seu desenvolvimento, sem que sejam alvos das famosas "caras feias". Isso significa que inserir os mais diversos ingredientes desde cedo na alimentação é uma forma de aumentar a probabilidade de as refeições continuarem sendo equilibradas durante a adolescência e na fase adulta.

Sobre a questão do paladar, é muito comum encontrar pais que acreditam que, quanto mais o filho come, melhor está se alimentando, o que não é verdade. O conceito de comer bem não está necessariamente ligado à quantidade, mas, sim, à qualidade. Para garantir uma boa refeição aos pequenos, é preciso ficar atento ao equilíbrio e à diversidade, fazendo escolhas inteligentes e saudáveis e optando sempre por um prato bem colorido.

Dessa maneira, é possível acrescentar alimentos que forneçam benefícios ao organismo, mesmo que em quantidades menores do que os pais estão acostumados e, aos poucos, se adaptar a receitas e métodos que agradem a cada criança. Todos os nutrientes são responsáveis por alguma função no corpo e merecem destaque de acordo com a faixa etária.

É importante que a criança tenha pelo menos provado todos os tipos de verdura, legumes, frutas e carnes, mas isso não vai partir dela. É responsabilidade da família dar um bom exemplo na hora de montar o prato, já que em todos os âmbitos ela vai se inspirar nas pessoas que estão à sua volta. Se o filho vive rodeado de muitas frituras, doces, refrigerantes ou pratos industrializados, vai achar que esse tipo de refeição é normal. Mas, se a família procura consumir uma boa quantidade de grupos saudáveis de alimento, a oferta de ingredientes mais nutritivos será maior.

Outro ponto importante para uma alimentação infantil saudável é fugir da adição de açúcar e sal durante as refeições, especialmente nos dois primeiros anos de vida. É essencial esse cuidado, pois a criança ainda não se dá conta de que, futuramente, podem ser manifestados danos à saúde, tais como obesidade, colesterol alto e diabetes, que merecem atenção desde cedo.

A boa notícia é que não é preciso radicalizar e tirar tudo o que não é muito saudável da dieta da criança. É possível comer uma batata-frita ou um bolo de chocolate de vez em quando, desde que pais e filhos adquiram a consciência de que aquilo faz mal à saúde e, por isso, só devem ser consumidos esporadicamente.

MUDANÇA DE HÁBITOS

Ouvir um "não vou comer!" vindo de uma criança pode apavorar qualquer pai ou mãe. Depois que essas três palavras são ditas, começa uma batalha para fazer a criança se alimentar, porém é necessário ter em mente que, quando ela não está habituada a ingerir determinados alimentos desde cedo, é um processo demorado até que o pequeno se abra para novas possibilidades. Para ajudar os pais nessa missão, conte com o auxílio de dicas práticas, provando que incentivar uma alimentação saudável não tem nada a ver com imposição.

FAÇA DAS REFEIÇÕES UM MOMENTO DIVERTIDO

Preparar pratos coloridos, com desenhos e formas diferentes atrai a atenção dos pequenos e transforma o momento da refeição em algo prazeroso. Muitas vezes, a correria do dia a dia não permite uma boa dedicação na hora de preparar pratos divertidos, mas um detalhe já pode fazer toda a diferença para a criança. As ideias vão desde colocar um pedaço de casca de laranja para enfeitar o copo de suco até adicionar rostinhos aos mais variados pratos.

APRENDA A NEGOCIAR

Lidar com a alimentação saudável por meio de ameaças ou oferecendo recompensas impedirá que seu filho entenda o valor da comida e fará com que ele veja as refeições de maneira negativa. Por outro lado, quando negociar e explicar a importância daquilo que ele está consumindo e as vantagens que irá trazer para o organismo, mesmo que de maneira simplificada, vai ser muito mais fácil convencê-lo.

REFEIÇÕES NO HORÁRIO CERTO

É importante que a criança tenha uma rotina estabelecida, o que inclui ter uma hora certa para fazer cada uma das refeições. Mesmo nos dias que exigirem certa flexibilidade, é importante não substituir o almoço ou jantar por algum lanche, ou compensar com doces ou mamadeira.

COZINHE JUNTO COM O SEU FILHO

Despertando o hábito de preparar o próprio alimento, a criança a exerce a criatividade e passa a conhecer melhor as diferentes texturas e os variados benefícios. Além disso, a prática é positiva para aumentar os vínculos familiares. Lembrando que as receitas devem ser simples e o preparo deve contar sempre com a assistência e supervisão de um adulto para que a criança não se machuque.

ESTIMULE O TATO

Outra dica para que a criança conheça melhor os alimentos é deixar que ela coma sozinha para ter mais contato com o que é consumido. Ao tocar nos ingredientes, ela conhece suas características como textura, cheiro, forma e sabor.

ABRA ALGUMAS EXCEÇÕES

Sabendo balancear a alimentação e seguindo uma rotina, não existe problema algum em liberar os dias especiais, como festas de aniversário, para que a criança coma o que desejar. O consumo de alimentos como refrigerantes, salgadinhos e doces deve ser esporádico, ou seja, seu filho pode comer, mas não todos os dias.

ACRESCENTE LEGUMES A ALGUMAS RECEITAS

Para deixar o prato mais colorido e variado, a ideia é inserir os vegetais cortados ou ralados em pratos em que, geralmente, não os coloca. Experimente fazer um arroz com cenoura ou brócolis, por exemplo.

PROCURE SUBSTITUIÇÕES

É preciso usar a imaginação para que as crianças sintam vontade de experimentar um novo ingrediente. Mas se ainda assim ela se recusar a comer algo importante para a dieta, existe a possibilidade de substituir o alimento por outro com as mesmas propriedades nutricionais. Por exemplo, se ela não come cenoura, ofereça mamão, abóbora ou outros vegetais alaranjados para manter as fontes de vitamina A na alimentação.

RESPEITE A INDIVIDUALIDADE DA CRIANÇA

Adote um olhar sensível sobre as características da criança e as suas preferências, respeitando seu ritmo e comportamento manifestados na hora de comer. Outro fator importante é não basear os gostos do seu filho a partir do seu paladar e não separar os alimentos entre "comida de criança" e "comida de adulto".

CAPÍTULO 2

ALIMENTOS QUE FAZEM A DIFERENÇA

Com a infinidade de legumes, verduras e frutas que existem, com diferentes sabores, aromas e texturas, é fácil encontrar algumas capazes de agradar ao paladar da criança. Por isso, é muito importante incentivá-los a conhecer melhor esse universo e a sempre experimentar algo novo. Uma boa solução é a família toda frequentar as feiras e supermercados, pois às vezes essa falta de incentivo acontece porque nem mesmo os pais conhecem essa enorme variedade.

As opções de preparo das hortaliças também são muito variadas. Além das conhecidas saladas e dos legumes refogados, é possível inserir a alimentação saudável por meio de sopas, gratinados, caldos, bolos, risotos, massas e muitas outras receitas. Para que as crianças iniciem uma relação prazerosa com a comida é preciso usar a imaginação e despertar a consciência sobre a própria alimentação. Mas, antes de tudo, é preciso entender os motivos e depois a situação.

POR QUE MEU FILHO COME MAL?

Nem sempre a criança apresenta relutância em comer algum alimento por não ter o paladar "desenvolvido", isso pode ser apenas uma fase ou, então, os seus hábitos e questões psicológicas podem estar fazendo com que ela se alimente da maneira errada. Existem algumas possíveis causas e formas de lidar com cada uma delas.

ROTINA CORRIDA

A facilidade que se tem ao adquirir produtos prontos para consumo é considerada um dos principais motivos para uma alimentação infantil inadequada. Muitas vezes a correria do dia a dia leva os pais ou responsáveis a optarem por alimentos como biscoitos e salgadinhos, mas essas não são as melhores escolhas. Isso porque os industrializados têm grandes quantidades de sal ou açúcar e, ao mesmo tempo, não trazem nenhum benefício nutricional ao organismo. A maneira mais simples de resolver esse problema é oferecendo opções naturais.

RESPONSABILIDADE FAMILIAR

Como já foi citada anteriormente, a relação de pais e irmãos com as refeições reflete diretamente no comportamento das crianças. Portando, vale a pena analisar o funcionamento da rotina em casa:

quais os alimentos a família está tendo acesso, como é a relação entre os moradores na hora das refeições, quais são as prioridades na hora de preparar um prato... Tudo isso a fim de melhorar os hábitos de todos.

ASPECTOS SOCIAIS

Para provar que os motivos que levam as crianças a fugirem de uma alimentação saudável são muito maiores do que o paladar, é possível dizer que alguns aspectos gerais da sociedade também colaboram a guiá-los para esse caminho, afetando os seus comportamentos. Entre esses fatores estão a oferta de alimentos pouco nutritivos na escola, falta de investimento em um cardápio infantil equilibrado em restaurantes, apelo da indústria por produtos ricos em aditivos químicos e açúcares voltados para esse público e, por fim, o estereótipo criado sob "comida de criança", que gira em torno de vários alimentos com baixo valor nutricional.

FOBIA ALIMENTAR

Esse problema pode ser definido como um medo exagerado de comer determinado alimento, em que a criança se recusa até mesmo a experimentá-lo. A fobia pode ser tanta que ela chega a paralisar frente a ideia de entrar em contato com qualquer experiência que remeta à alimentação. Para resolver o problema, é preciso trazer à tona os momentos em que a criança passou envolvendo esses ingredientes, para que eles possam ser revisados com um novo olhar.

PRATO IDEAL

Quando perguntamos para uma criança se ela prefere comer um pedaço de pizza ou um pote de salada no almoço, provavelmente, a resposta obtida será a primeira. Acontece que a saúde na fase adulta depende do que é consumido na infância e na adolescência, já que o organismo demanda de uma quantidade de nutrientes para a boa formação e desenvolvimento do corpo e da mente. Por isso, uma alimentação que inclua todos os grupos alimentares é fundamental.

PROTEÍNAS

Participam da construção e renovação de órgãos e tecidos, sendo muito importantes para pele, unhas, cabelo e músculos. Algumas opções são o filé de frango, de carne, de peixe, ovo e leite. Mas também existem ótimas fontes entre os vegetais, tais como soja, grão-de-bico, feijão e quinoa.

CARBOIDRATOS

São os responsáveis por fornecer a energia necessária para as atividades do dia. No prato, aposte em arroz integral, batata-doce, aipim, inhame, macarrão integral, tapioca e pães integrais.

GORDURAS

O grupo pode ser associado por muitas pessoas como algo ruim ao organismo, mas ele também tem a sua função positiva. Ao investir nas chamadas gorduras boas, a saúde cognitiva da criança pode ser favorecida. As fontes mais benéficas são peixes, óleos vegetais, nozes, castanhas, sementes, linhaça, abacate e chocolate amargo.

VITAMINAS E MINERAIS

Esses micronutrientes são fundamentais para o bom funcionamento dos macronutrientes (proteínas, carboidratos e gorduras). O grupo é cheio de propriedades positivas, tais como auxiliar no funcionamento correto do intestino, ter função antioxidante, fortalecer a imunidade e regular o metabolismo. A regra é simples, quanto mais colorido o alimento, melhor! Opte por um prato com mais cores para uma refeição nutritiva. É recomendado escolher sempre um tipo de folha e duas ou três cores de vegetais, sendo que o grupo das frutas também é fundamental ao cardápio infantil.

Abacate: fonte de vitamina A e E, fornece minerais como ferro, potássio, magnésio e cálcio. É bastante utilizado em vitaminas ou pode ser consumido no lanche da tarde.

Agrião: favorece o sistema imunológico, prevenindo doenças infecciosas e melhorando a saúde óssea e o funcionamento do intestino. A folha também é rica em potássio.

Beterraba: o alimento ajuda a desintoxicar o organismo e é fonte de vitaminas, proteínas e ferro. Também colabora para a manutenção dos tecidos cerebrais, auxilia na formação dos ossos e no tratamento da anemia.

Cenoura: o legume é ótimo para quem quer se bronzear. Isso acontece pois a cenoura é uma das principais fontes de vitamina A. Além disso, ela tem função antioxidante, que ajuda a combater doenças cardiovasculares e reduz o colesterol.

Melancia: ótima fonte de vitaminas A, C e B6. Composta por cerca de 90% de água, é ótima para a hidratação e ainda tem função antioxidante, prevenindo envelhecimento celular.

Morango: rica em vitamina C, a fruta ajuda na cicatrização dos ferimentos da criança. Além disso, contribui para a circulação do sangue e aumenta a absorção de ferro, combatendo a anemia.

Tomate: possui vitaminas A, C e B9, além de sais minerais como cálcio, fósforo, magnésio e potássio. Pode ser citada como propriedades do tomate a sua função antioxidante, que combate os radicais livres e previne o surgimento de doenças cardiovasculares.

VILÕES DA ALIMENTAÇÃO

Da mesma maneira que é possível encontrar alimentos aliados da boa saúde na infância, existem outras opções que devem ser consumidas com moderação ou excluídas do cardápio, dependendo da idade da criança.

Refrigerantes e sucos industrializados: eles devem ser evitados devido à concentração de açúcares e conservantes, substâncias prejudiciais à saúde, podendo causar até mesmo o aparecimento. de tumores. Por isso, quanto mais natural a bebida, melhor. Dê preferência para água de coco ou sucos feitos com a fruta in natura.

Salgadinhos e biscoitos recheados: também entram no grupo de vilões pelo alto teor de açúcar. Além disso, possuem corantes artificiais e gorduras trans, responsáveis pelo aumento do colesterol ruim (LDL) e diminuição do bom (HDL).

Embutidos: entram aqui a linguiça, a salsicha, o presunto, entre outros. Eles contêm uma grande quantidade de sódio e gordura, além de um conservante chamado de nitrito, que apresenta propriedades cancerígenas.

PALADAR ADAPTADO

Além das dicas já citadas, existem outros métodos que podem ajudar a criança a adaptar o paladar aos legumes, verduras e frutas. A criança precisa provar o mesmo ingrediente de oito a 10 vezes, com modos de preparo diferentes. Portando, a ideia é não desistir de certos alimentos que já foram recusados, pois sempre existem outras combinações e métodos de preparo para serem testados.

Para estimular os pequenos a consumirem mais salada, é válido testar temperos e buscar maneiras de torná-la mais atrativa. Por exemplo, se a criança não gosta de azeite, ela não gostará de nenhuma salada com esse ingrediente, por isso a importância de variar e não escolher temperos com sabor muito forte.

Quanto ao modo de preparo, também é possível optar por diversos métodos. Quando a criança não gosta de cenoura cozida ou cenoura crua, tente mostrar a ela que o bolo de cenoura, o suflê de cenoura e o suco de cenoura podem ser saborosos. Essas receitas alternativas podem diminuir a aversão da criança ao alimento. Outra sugestão é apenas cozinhar esses legumes por mais tempo, pois a textura mais firme pode não agradar aos pequenos. Para isso, use pouca água ou faça o cozimento no vapor para que os nutrientes não sejam perdidos.

CAPÍTULO 3

MOTIVOS PARA MUDAR A ALIMENTAÇÃO

Mesmo com toda a variedade de alimentos, pratos e combinações, convencer as crianças a se alimentarem de forma saudável nem sempre é tarefa fácil, já que elas são diariamente bombardeadas por produtos de baixo valor nutricional, além de "sofrerem" influência dos amigos que não seguem uma alimentação balanceada; sem contar o apelo negativo de diversas propagandas.

Por mais difícil que possa ser, ensinar as crianças a terem uma alimentação saudável é fundamental tanto para o presente quanto para o futuro, já que proporciona inúmeros benefícios para a saúde, como o combate a doenças sérias que podem surgir e acompanhá-las por toda a vida.

Escolhas balanceadas na infância podem criar adultos mais conscientes sobre o que é ingerido e garantir mais bem-estar e disposição. Por isso, é importante que as crianças participem do processo de preparo, conheçam os alimentos e todos os benefícios que trazem para o organismo.

OBESIDADE INFANTIL

O excesso de peso é um dos problemas de saúde pública mais recorrentes e preocupantes atualmente, de acordo com a Organização Mundial da Saúde (OMS). Segundo a instituição, uma a cada oito pessoas no mundo são obesas, sendo cerca de 650 milhões de indivíduos que sofrem com as consequências da condição. Quando se trata de crianças e adolescentes (entre cinco e 19 anos), há cerca de 124 milhões no mundo todo que lidam com o problema e mais 200 milhões já com sobrepeso, de acordo com o artigo da revista científica *The Lancet*, divulgado pela Organização Pan-Americana da Saúde (OPAS), vinculada à Organização das Nações Unidas (ONU) e à OMS.

Muitos podem confundir uma criança gorda — que está dentro do seu Índice de Massa Corporal (IMC) — com uma obesa, que apresenta um excesso de gordura adiposa acumulada em todo o corpo, tendo uma porcentagem de gordura muito maior do que o de massa magra, ou seja, presente nos músculos, órgãos e ossos.

Esse excesso traz diversos prejuízos para a saúde, como problemas na circulação sanguínea, dificuldade para respirar, aumento do açúcar no sangue, crescimento da liberação de substâncias inflamatórias e alteração hormonal, além de criar um risco alto de desenvolvimento de doenças associadas à obesidade, como diabetes, hipertensão, colesterol e triglicérides alterados, com chances elevadas de infarto e acidente vascular cerebral em idade jovem.

A obesidade (e os problemas atrelados a ela) tem grandes chances de acompanhar o indivíduo depois de adulto, já que a má alimentação é um hábito difícil de mudar. Por isso, incentivar o consumo de ingredientes saudáveis desde a introdução alimentar (que começa aos seis meses) é essencial para evitar que a criança rejeite alimentos menos processados ao crescer e mantenha doenças, como a obesidade, distantes.

MAIS SAÚDE DURANTE A VIDA

Cerca de 20% das crianças e adolescentes entre dois e 19 anos têm níveis elevados de colesterol no sangue. Outros dados, divulgados pela Sociedade Brasileira de Cardiologia (SBC), mostram ainda que, destes, 8% já apresentam valores prejudiciais de colesterol ruim (LDL).

O colesterol alto tem relação com a obesidade, já que excesso de gordura no corpo faz com que o LDL aumente. No entanto, também pode aparecer em crianças que estão dentro de seu peso ideal, mas que consomem alimentos gordurosos, sem nutrientes e com grande quantidade de conservantes e aditivos químicos. Além disso, pais com colesterol alto também devem se atentar aos hábitos alimentares de seus filhos, já que há maior tendência de desenvolvimento do problema.

O cuidado principal, nesse caso, é com a forma de preparo dos alimentos. Ou seja, devem evitar frituras, empanados e molhos gordurosos. Aumentar o teor de fibras pode ser outra excelente forma de diminuir os níveis de colesterol infantil. Por exemplo, pães, massas e arroz integrais, aveia, folhas, legumes e verduras são recomendados para esse tipo de situação.

Além do colesterol alto, outro problema relacionado à obesidade infantil é o diabetes tipo 2. Apesar de não ser tão comum em crianças (que geralmente apresentam o tipo 1, que é autoimune), o número de incidência vem crescendo com o tempo, resultado de uma maior quantidade de pessoas nessa faixa etária com excesso de peso e consumo desenfreado de açúcares e produtos industrializados. Para prevenir o diabetes tipo 2, é indispensável educar os hábitos dos pequenos, incentivando a prática de atividades físicas e o consumo de alimentos saudáveis.

EVITAR O CONSUMO EXCESSIVO DE AÇÚCAR E SAL

O equilíbrio é o segredo da alimentação saudável. Apesar dos alimentos in natura e menos processados serem as melhores escolhas, é praticamente impossível evitar que as crianças experimentem ou desejem doces, guloseimas e outros itens da prateleira do mercado. Isso porque a alimentação faz parte do convívio social (tanto das crianças quanto dos adultos) e é normal que, na escola ou na casa de algum amigo, a criança encontre produtos cheios de açúcar e sódio que podem ser bastante saborosos e conquistar o paladar do pequeno.

Mesmo sendo difícil evitar, é necessário que os pais controlem a alimentação da criança quando estão presentes, evitando o consumo de produtos industrializados, doces com muito açúcar ou alimentos com sódio em excesso. A ingestão exacerbada desses componentes na infância pode fazer com que a criança fique "viciada" nesses elementos e crie uma resistência muito maior na hora de comer frutas, vegetais e outros alimentos naturais, já que os sabores nem sempre são tão acentuados, característica que mais atrai os pequenos na hora de comer. Esse paladar viciado, claro, acaba acompanhando os hábitos alimentares durante muito tempo, o que pode trazer problemas de saúde tanto na infância quanto na vida adulta.

Além do diabetes, já bastante conhecido, o consumo de açúcar em excesso pode trazer problemas como aumento da gordura no sangue — elevando as taxas de colesterol e triglicérides — o que leva à obesidade e também deprime o sistema imunológico.

O excesso de sódio (um dos componentes presentes no sal) está relacionado geralmente à hipertensão, doença caracterizada pelo descontrole da pressão arterial. Entretanto, outros riscos podem ser adquiridos quando o ingrediente está presente de maneira exagerada nas refeições, principalmente quando se trata do sistema cardiovascular, afetado diretamente pela pressão alta.

MELHORAR A IMUNIDADE

Quem convive com crianças sabe o quanto elas são suscetíveis às enfermidades. Evitar doenças comuns, como gripes e viroses, é difícil, visto que, além de o sistema imunológico ainda estar em formação, os pequenos estão em constante contato com outras crianças, que também sofrem com esses problemas. Ou seja, os pequenos precisam estar sempre blindados contra vírus e bactérias que estarão, inevitavelmente, no ar. E, claro, a melhor forma de melhorar a imunidade, seja para crianças ou para adultos, é ter uma alimentação balanceada e rica em vitaminas que combatem micro-organismos e melhoram a ação dos anticorpos no corpo.

Por isso, o consumo de alimentos in natura é essencial para a saúde e o bem-estar dos pequenos já que, quando doentes, as crianças ficam sem energia, não podem frequentar a escola e nem ter contato com seus amigos. Tudo isso pode, também, alterar a rotina diária tanto delas quanto dos pais, o que afeta diretamente o comportamento e o desenvolvimento diário.

Mesmo assim, é necessário ter a consciência de que, independente de todos esses cuidados, é comum que crianças fiquem doentes, e é sempre necessário o acompanhamento pediátrico para que as necessidades específicas sejam atendidas e tratadas de forma adequada.

INCENTIVAR A ALIMENTAÇÃO SAUDÁVEL POR TODA A VIDA

A forma como uma criança se alimenta é questão importante quando se trata de problemas de saúde. Isso porque os hábitos alimentares criados na infância geralmente acompanham os indivíduos até a idade adulta, fazendo com que as pessoas estejam suscetíveis a desenvolverem problemas relacionados à alimentação, como é o caso da diabetes tipo 2, obesidade, hipertensão e colesterol alto, como foi citado.

A infância é conhecida como uma fase em que o paladar ainda não está "desenvolvido" e, tampouco, os pequenos possuem discernimento sobre o que faz bem ou mal para eles.

Pesquisas indicam que os hábitos alimentares dos bebês se estendem até, pelo menos, os seis anos de idade. Ou seja, não é indicado oferecer produtos com açúcar, gordura ou sódio demais até os dois anos, no mínimo. Nessa fase, é importante disponibilizar os mais diversos vegetais, variando o modo de preparo para tentar conquistar o paladar dos pequenos.

A falta de acesso da criança à variedade de alimentos em casa, uma alimentação rica em açúcar, produtos industrializados e pouco nutritivos e o baixo incentivo dos pais ao envolvimento da criança com a sua forma de se alimentar são algumas das causas mais frequentes que podem comprometer a saúde de toda a família.

Assim, incentivar uma alimentação saudável desde a infância pode ajudar a garantir que, no futuro, doenças como diabetes e colesterol, que atingem um grande número de pessoas no mundo todo, tenham sua incidência diminuída e seu combate possa ser mais efetivo. Aprender sobre alimentação saudável, conhecer diferentes tipos de ingredientes e saber todos os benefícios que o equilíbrio no cardápio pode trazer é uma das formas de evitar, também, outros problemas de saúde relacionados à alimentação, melhorar a qualidade de vida da população em geral, aumentar o bem-estar e, consequentemente, diminuir os gastos públicos com a saúde. Tudo isso feito com a escolha consciente do que é colocado no prato.

CAPÍTULO 4
PRATICIDADE NA COZINHA

A rotina com filhos, por si só, já é bastante corrida, e as 24 horas do dia parecem não ser o suficiente para dar conta de tudo. É por conta de toda essa correria que muitos pais acabam negligenciando a alimentação dos filhos e oferecendo produtos industrializados em excesso, já que apresentam praticidade por já estarem prontos para o consumo.

Mas cuidar da alimentação das crianças pode ser bem mais simples quando há organização e planejamento. Aliás, esses dois elementos são essenciais para a vida de todos, inclusive dos adultos.

Não ter ingredientes saudáveis na geladeira é um dos principais motivos que fazem com que os industrializados sejam consumidos com mais frequência. Por isso, é necessário organizar, com antecedência, quais receitas e lanches serão feitos para que a criança possa ter alimentos com valor nutricional ao seu alcance e de forma rápida e prática.

ELABORE UM CARDÁPIO

Na hora de pensar em um cardápio, leve em consideração todas as refeições da criança, seja na escola ou em casa, dia por dia. Além disso, faça descrições detalhadas sobre cada uma delas. Pode parecer trabalhoso, mas a alimentação costuma seguir a dos pais em muito momentos, como no almoço e no jantar. Assim, a atenção deve ser maior no caso dos lanches, que no meio da correria podem acabar sendo nada nutritivos. Depois do cardápio elaborado, é hora de ir às compras com a lista feita, considerando os produtos e quantidades necessárias de cada item.

Lembre-se de pensar, também, na validade de cada alimento para que não haja desperdício. Na hora de armazenar os itens de geladeira, deixe os que estragam com mais facilidade nas prateleiras de cima e mais visíveis, para que eles não sejam esquecidos. Use seu planejamento semanal para não deixar nada sobrando.

HORA DE COLOCAR A MÃO NA MASSA

O momento do preparo das refeições e dos lanches dos pequenos também pode se tornar mais prático — e divertido. Uma forma de fazer com que seus filhos se interessem pela alimentação saudável é deixar que eles participem desse momento de preparação. Por isso, permita que as crianças ajudem, seja lavando frutas ou fechando os potes, e sempre explique o que cada alimento pode trazer de bom para a saúde delas. Mas como não há tempo a perder, mesmo com as crianças na cozinha, é possível tornar o preparo mais rápido. Por exemplo, comece sempre com o que é assado. Coloque tudo no forno e, enquanto legumes e carnes assam, cuide do restante das receitas. Além disso, separar um tempo do fim de semana para fazer essas tarefas é o ideal, já que a segunda-feira já começa organizada.

TROCAS SAUDÁVEIS

Depois que a criança já está acostumada a consumir produtos industrializados, convencê-la a trocar seus lanchinhos favoritos por outros mais saudáveis pode ser um grande desafio. Uma dica nesse momento é comprar opções mais saudáveis do que ela já come. Por exemplo, se seus lanches são sempre feitos com pão tradicional, passe a comprar integral. O sabor não muda tanto e as fibras presentes já vão ajudar no controle do colesterol, por exemplo.

Se seu filho não gosta de frutas, tente oferecer opções desidratadas, como é o caso da maçã. É só cortá-las em fatias finas, colocá-las em uma forma forrada com papel-manteiga e levar ao forno baixo, por cerca de 1 hora ou até que fiquem secas. Retire do forno, polvilhe com canela e espere esfriar, para que fiquem crocantes.

PRONTO PARA COMER

Deixar frutas já higienizadas, descascadas e picadas (quando for o caso) também pode economizar tempo no dia a dia. E, quando falamos de lancheira escolar, o planejamento faz toda a diferença. Deixe-a pronta na noite anterior, com as frutas limpas e picadas, o lanche montado e a bebida já refrigerada. Isso evita que as crianças recorram aos industrializados pela falta de tempo.

CAPÍTULO 5
RECEITAS

Uma boa alimentação é fundamental para evitar que as crianças desenvolvam problemas de saúde, como o sobrepeso, e mantenham uma melhor qualidade de vida, como visto nos outros capítulos. Entretanto, em alguns casos, pode ser difícil convencer o pequeno ou a pequena a ingerir determinados alimentos, e a tarefa exige muito jogo de cintura e criatividade. Além dos ensinamentos e mudanças de hábitos, ter uma boa variedade de receitas em mãos vai facilitar na hora de oferecer uma refeição saudável ao seu filho. Lembre-se da regra de sempre montar o prato com três grupos alimentares e buscar formas diferentes de tornar o prato atrativo para a criança. criança. É possível investir em refeições coloridas, desenhos feitos com legumes ou até mesmo uma panqueca saudável com formato diferente: tudo para chamar a atenção e transformar o momento de comer em algo divertido.

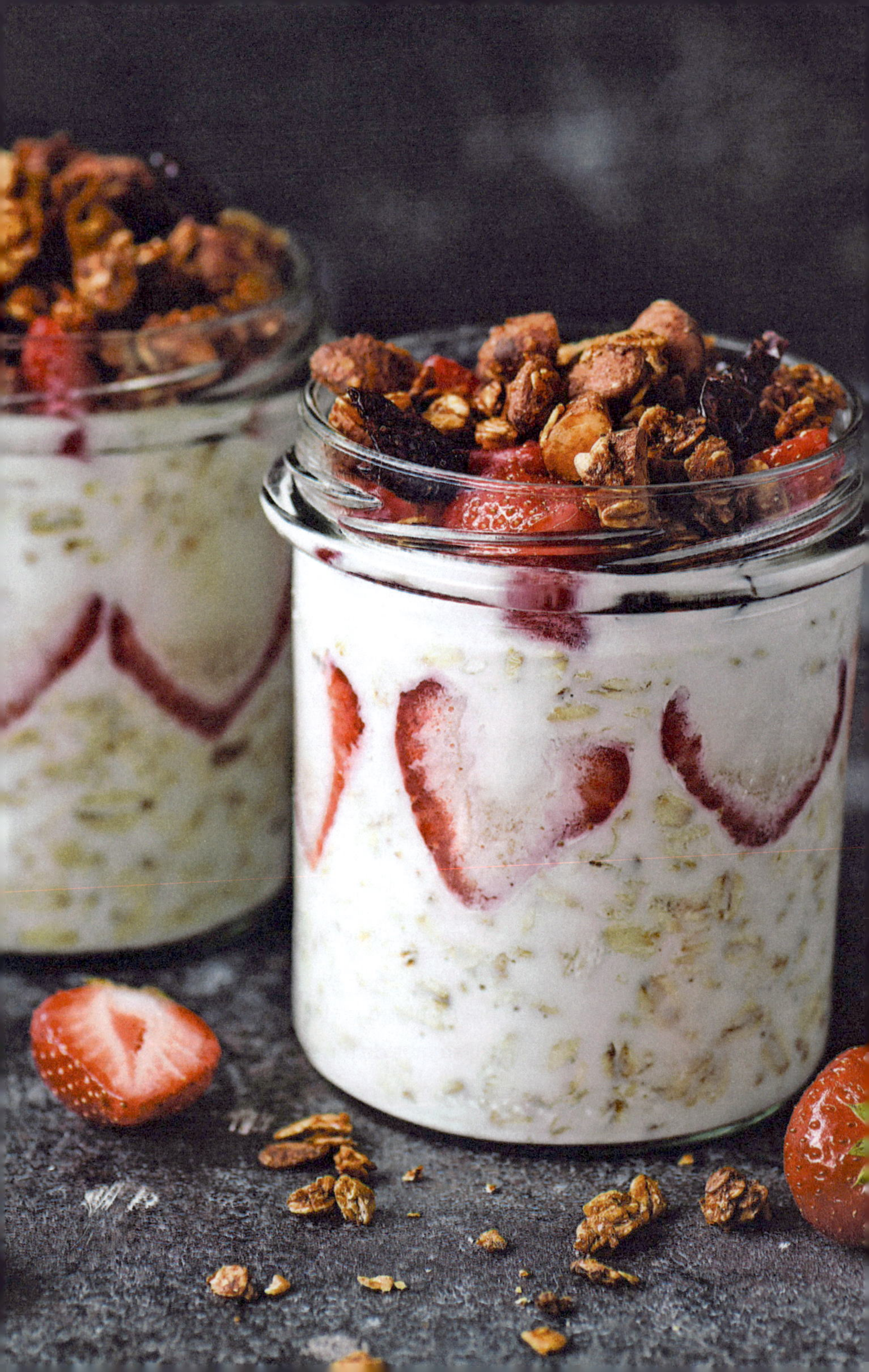

IOGURTE COM GRANOLA

RENDIMENTO: **10 PORÇÕES** | TEMPO DE PREPARO: **2H (+8H DE DESCANSO)**

INGREDIENTES:

- 500g de aveia em flocos grossos
- 100g de sementes de linhaça
- 200g de castanha de caju triturada
- 100g de nozes picada
- 2 xícaras cheias de açúcar mascavo
- 1/2 xícara (100ml) de água
- 1/2 xícara (100ml) de óleo de coco
- 1 xícara (chá) de uvas-passas
- 200g de flocos de milho

IOGURTE:

- 1 colher (sopa) de leite em pó
- 1 litro de leite tipo B
- 1 pote (170g) de iogurte natural desnatado

MODO DE PREPARO

Misture a aveia, a linhaça, a castanha, as nozes e o açúcar e coloque em uma forma. Bata a água e o óleo com um mixer ou garfo. Misture esse líquido aos outros ingredientes na forma, deixando-os úmidos. Leve ao forno médio, preaquecido, por 45 minutos, mexendo a cada 15 minutos para a granola não queimar o fundo. Retire do forno, deixe esfriar e misture as uvas-passas e os flocos de milho. Reserve. Para preparar o iogurte, dissolva o leite em pó em um pouco de leite. Complete com o restante do leite, coloque em uma leiteira e leve ao fogo baixo. Assim que começar a ferver, desligue o fogo e deixe amornar. Adicione o iogurte delicadamente com uma colher de pau. Despeje em uma vasilha e tampe com filme plástico. Coloque dentro de um isopor ou sacola térmica e deixe descansar por 8 horas ou até que fique firme. Mantenha na geladeira por até 5 dias. Junte os dois preparos em um copo ou recipiente e sirva com morango ou outra fruta de sua preferência.

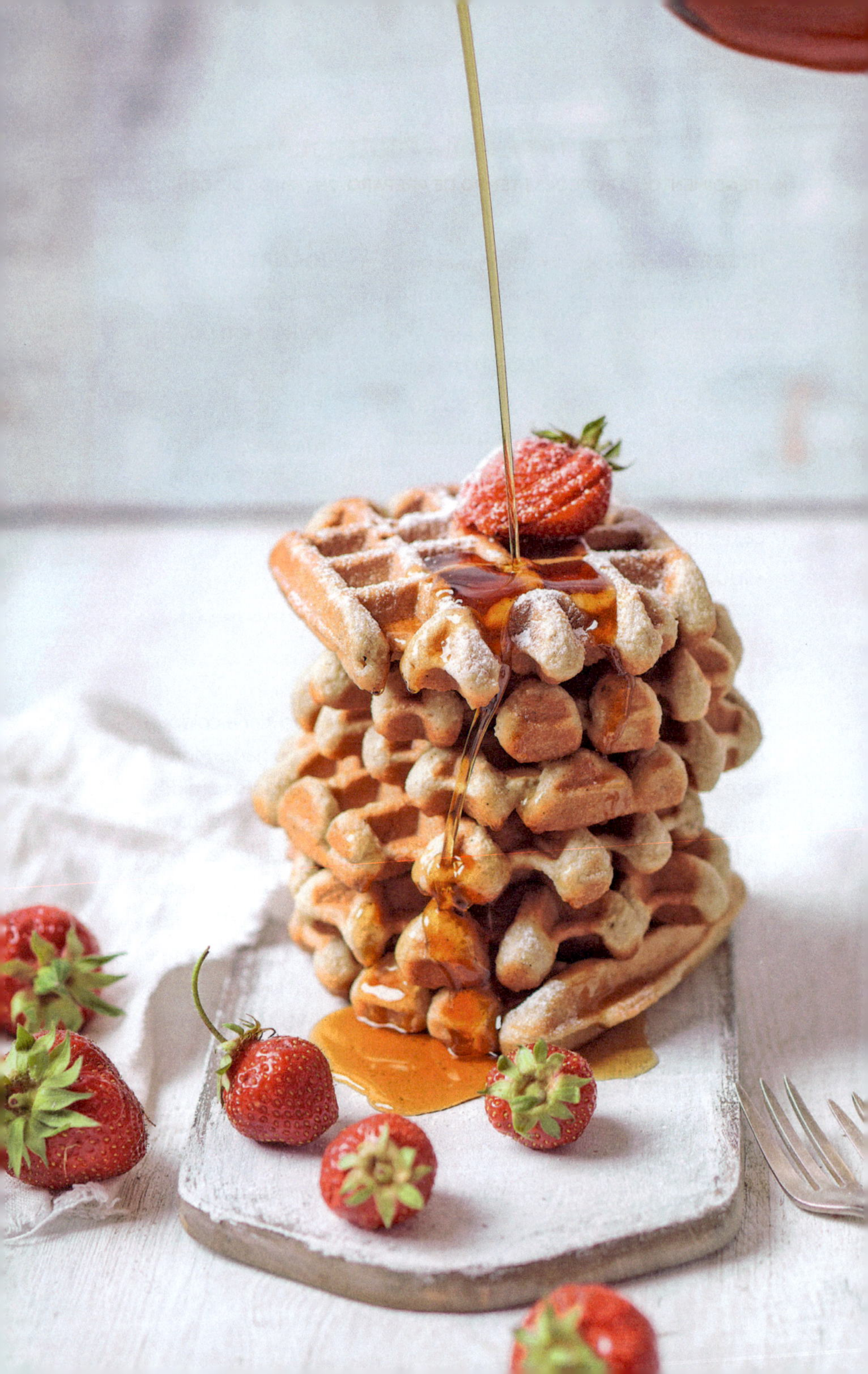

WAFFLE DE AVEIA

RENDIMENTO: **4 PORÇÕES** | TEMPO DE PREPARO: **30MIN**

INGREDIENTES:

- Manteiga sem sal para untar
- 1/2 xícara (chá) de farinha de trigo integral
- 1/4 xícara (chá) de farinha de linhaça dourada
- 1/4 xícara (chá) de aveia integral em flocos
- 1 colher (chá) de fermento em pó
- 1 gema de ovo
- 1 colher (sopa) de manteiga sem sal derretida
- 1 xícara (200ml) de leite desnatado
- 1 clara batida em neve
- Essência de baunilha a gosto
- Mel e frutas a gosto para acompanhar

MODO DE PREPARO

Unte uma máquina de waffle ou uma frigideira com manteiga. Deixe aquecendo enquanto prepara a massa. Peneire a farinha de trigo integral e depois acrescente a farinha de linhaça, a aveia e o fermento. Misture bem. Acrescente a gema e a manteiga e misture até que a massa ganhe um aspecto cremoso. Em seguida, acrescente a clara em neve delicadamente e adicione baunilha. Despeje a mistura na máquina ou na frigideira até assar e dourar. Quando estiverem prontos, sirva acompanhado de mel e frutas.

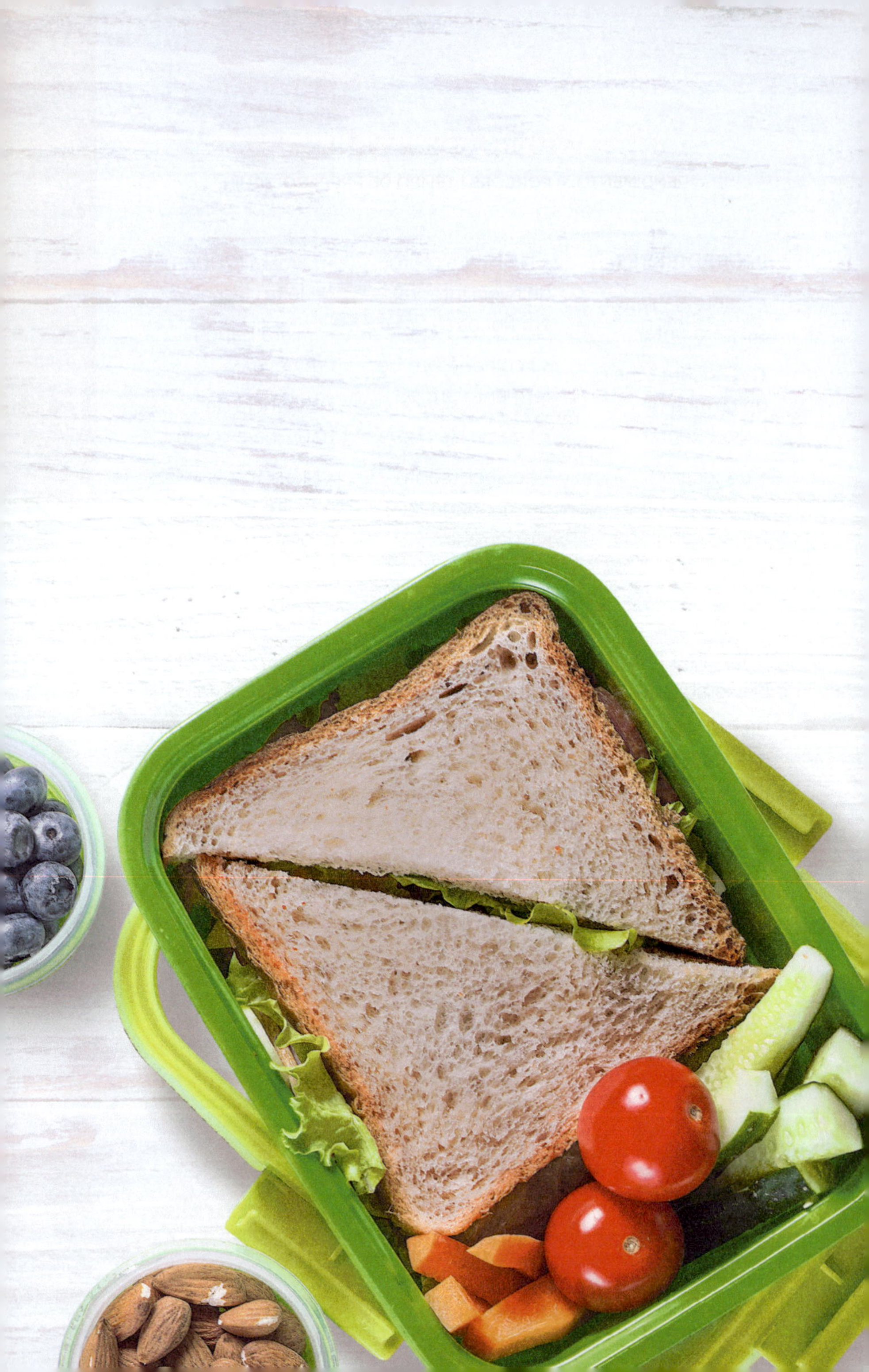

LANCHE NATURAL COM PATÊ DE FRANGO

RENDIMENTO: **2 PORÇÕES** | TEMPO DE PREPARO: **15MIN**

INGREDIENTES:

- 4 fatias de pão de forma integral
- 2 folhas de alface-crespa

RECHEIO:

- 1 xícara (chá) de frango cozido e desfiado
- 1 colher (sopa) de cenoura ralada
- 1 pote (170g) de iogurte natural
- 2 colheres (sopa) de creme de leite
- Sal e salsa picada a gosto

MODO DE PREPARO

Para o recheio, em uma tigela, misture todos os ingredientes até ficar homogêneo. Coloque uma fatia de pão de forma integral, metade do recheio e uma folha de alface. Cubra com outra fatia de pão, corte ao meio e sirva. Monte o outro lanche com o restante dos ingredientes e sirva.

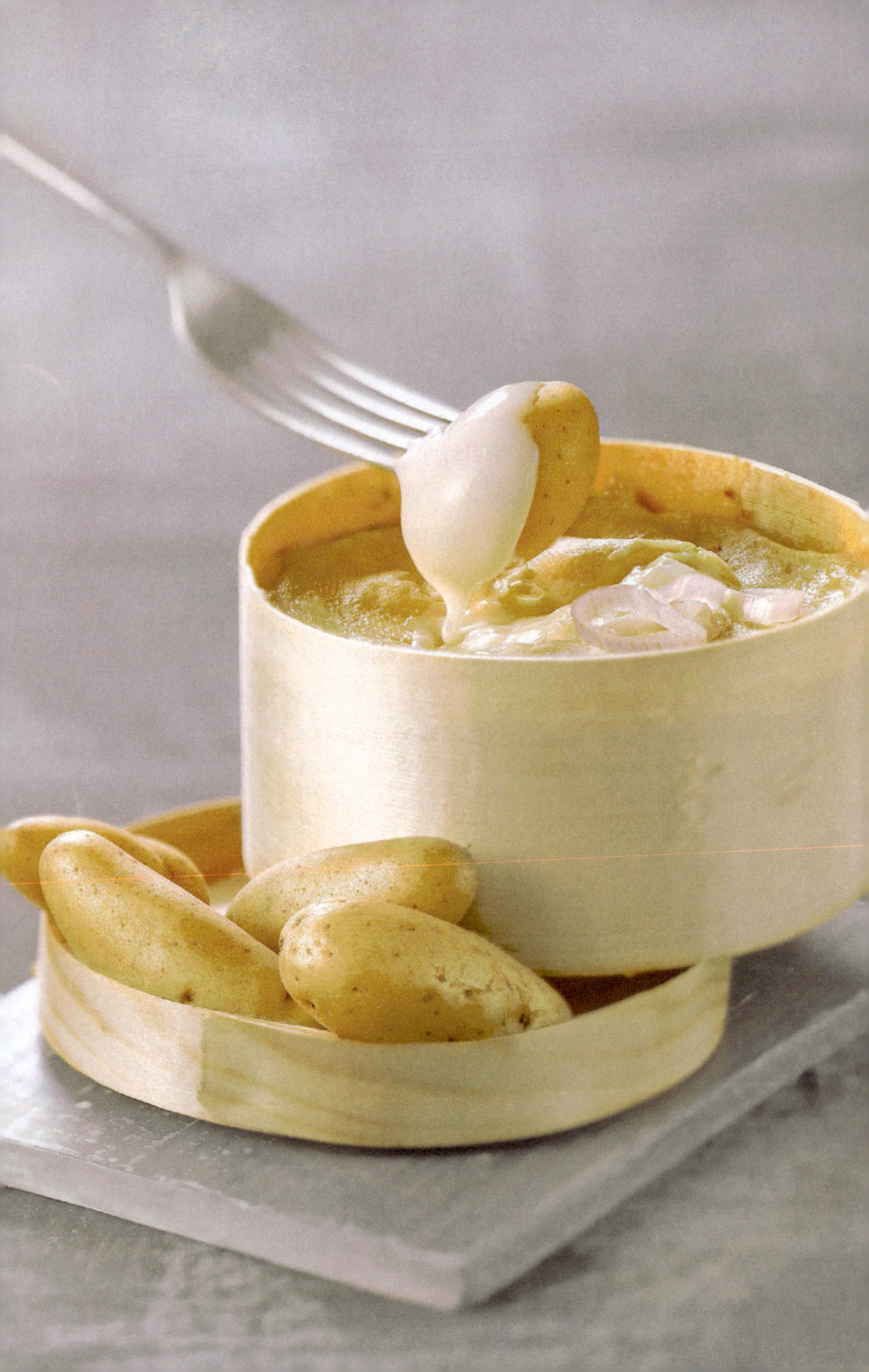

BATATINHA AO QUEIJO CREMOSO

RENDIMENTO: **4 PORÇÕES** | TEMPO DE PREPARO: **50MIN**

INGREDIENTES:

- 2 xícaras (chá) de batata-bolinha
- Sal a gosto
- 1 queijo mont d'or inteiro

MODO DE PREPARO

Cozinhe as batatas, com casca, em água e sal, até amaciar, mas sem amolecer demais. Escorra e reserve. Com uma faca, corte uma tampa do queijo e a posicione novamente sobre o mesmo. Leve-o ao forno médio, preaquecido, por 20 minutos. Retire do forno e, com cuidado, retire a tampa. Sirva o queijo com as batatas em volta. Use garfos para que possa mergulhar as batatas no queijo.

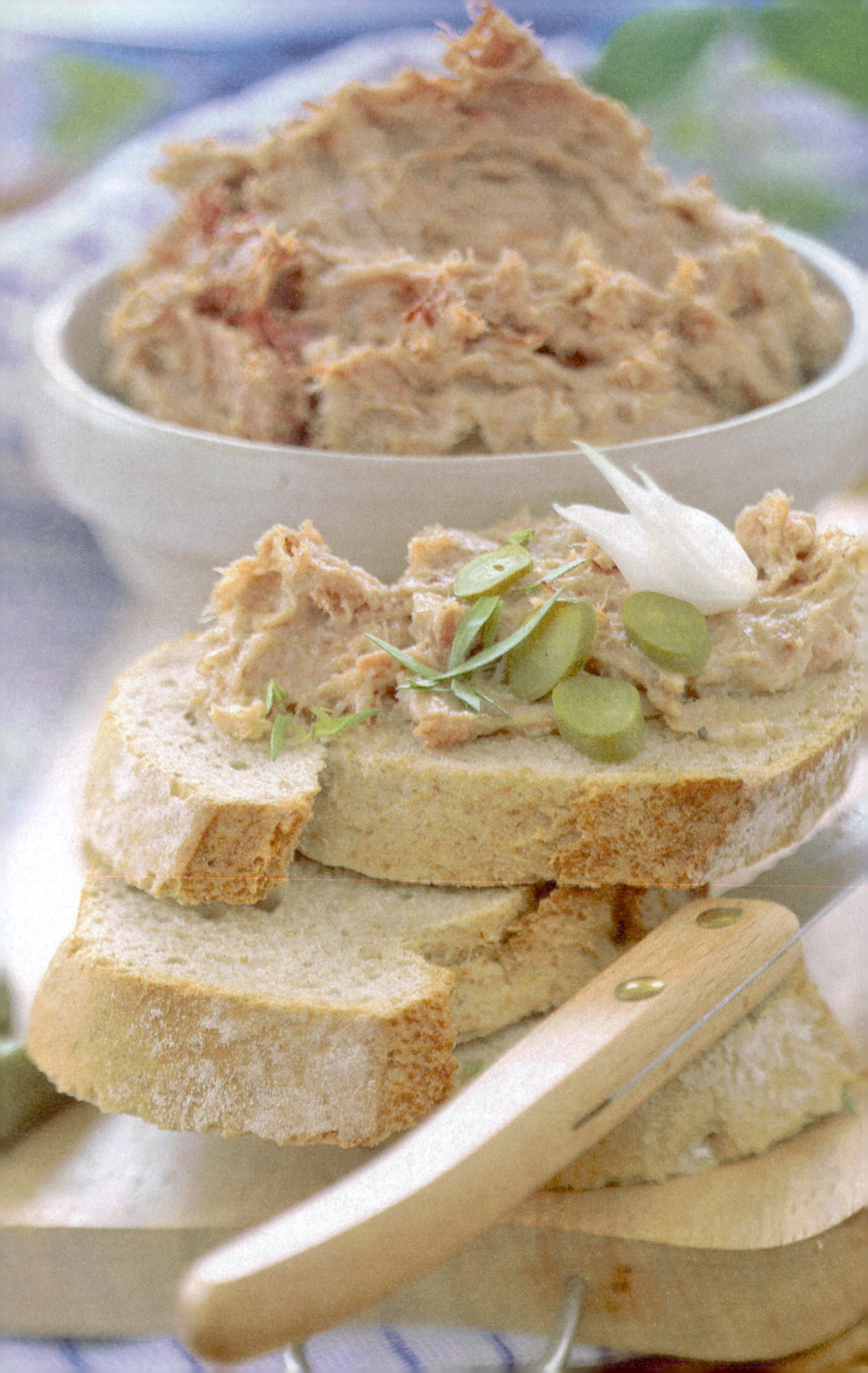

PATÊ DE ATUM

RENDIMENTO: **6 PORÇÕES**

TEMPO DE PREPARO: **30MIN (+1H DE GELADEIRA)**

INGREDIENTES:

- 1 ovo cozido
- 1 colher (chá) de sal
- 1/4 de xícara (50ml) de leite gelado
- 3 colheres (sopa) de salsa
- 1 xícara (200ml) de óleo
- 3 latas de atum sólido escorrido

MODO DE PREPARO

No liquidificador, bata rapidamente o ovo, o sal, o leite e a salsa. Despeje o óleo em fio, batendo sem parar, até ficar cremoso. Transfira para uma tigela e adicione o atum. Coloque em um porta-patê e leve à geladeira por 1 hora. Sirva com torradas ou legumes em palitos.

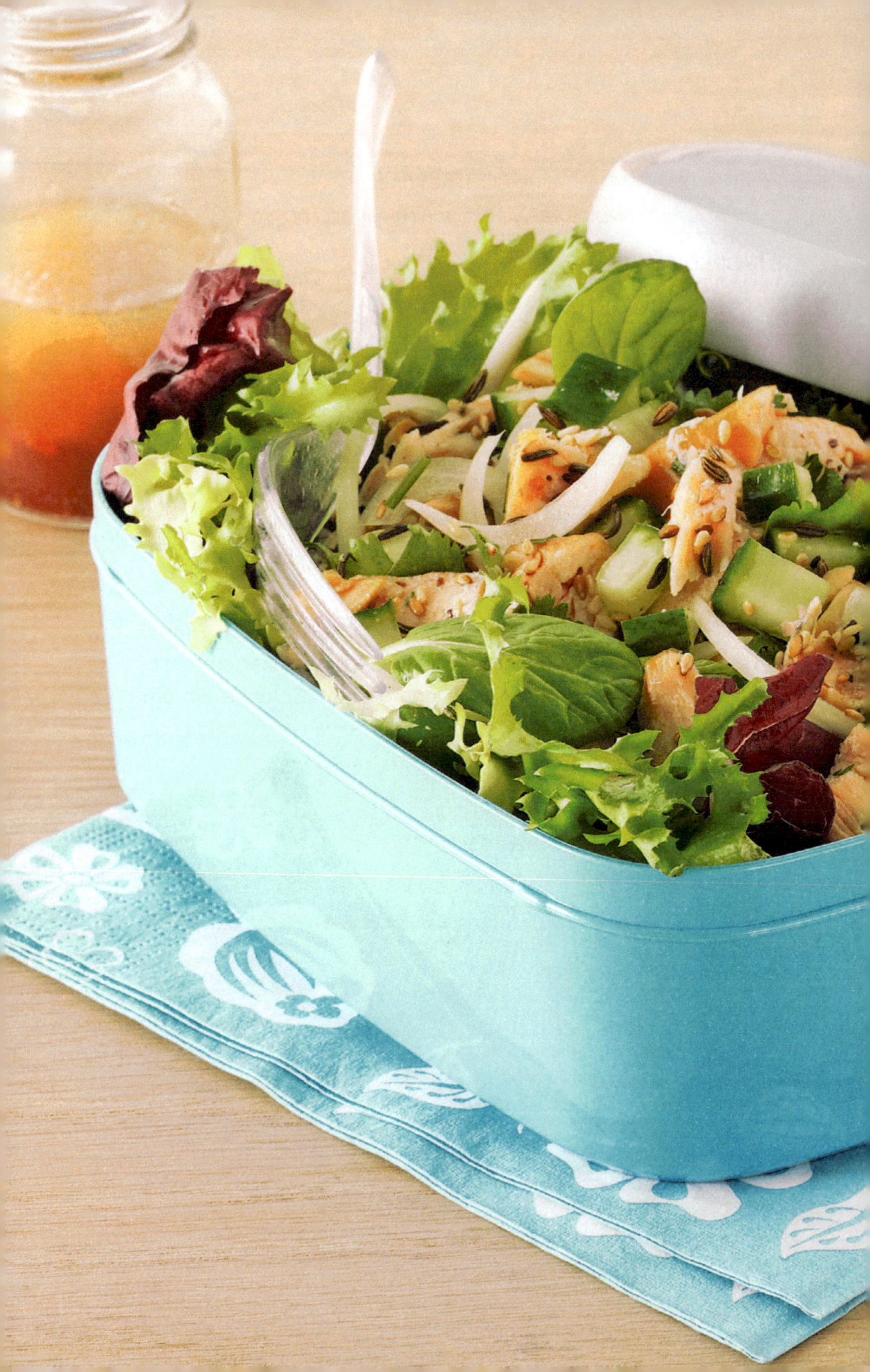

SALADA PROTEICA

RENDIMENTO: **1 PORÇÃO** | TEMPO DE PREPARO: **15MIN**

INGREDIENTES:

- 1 folha de alface-crespa
- 3 folhas de rúcula
- 1 folha de alface-roxa
- 1 cebola em lascas
- 1/2 avocado pequeno em cubos
- 1 colher (sopa) de suco puro de limão
- Azeite e sal a gosto para temperar
- 2 filés de salmão temperado e grelhado
- Lascas de queijo parmesão light para polvilhar
- Gergelim e sementes de girassol para polvilhar

MODO DE PREPARO

Lave e seque as folhas e disponha em uma saladeira ou lancheira. Coloque a cebola e misture. Adicione o avocado regado com suco de limão, tempere com azeite e sal e coloque o salmão por cima. Se preferir, coloque em lascas ou pique em pedaços pequenos. Polvilhe com parmesão, gergelim e sementes de girassol. Sirva em seguida.

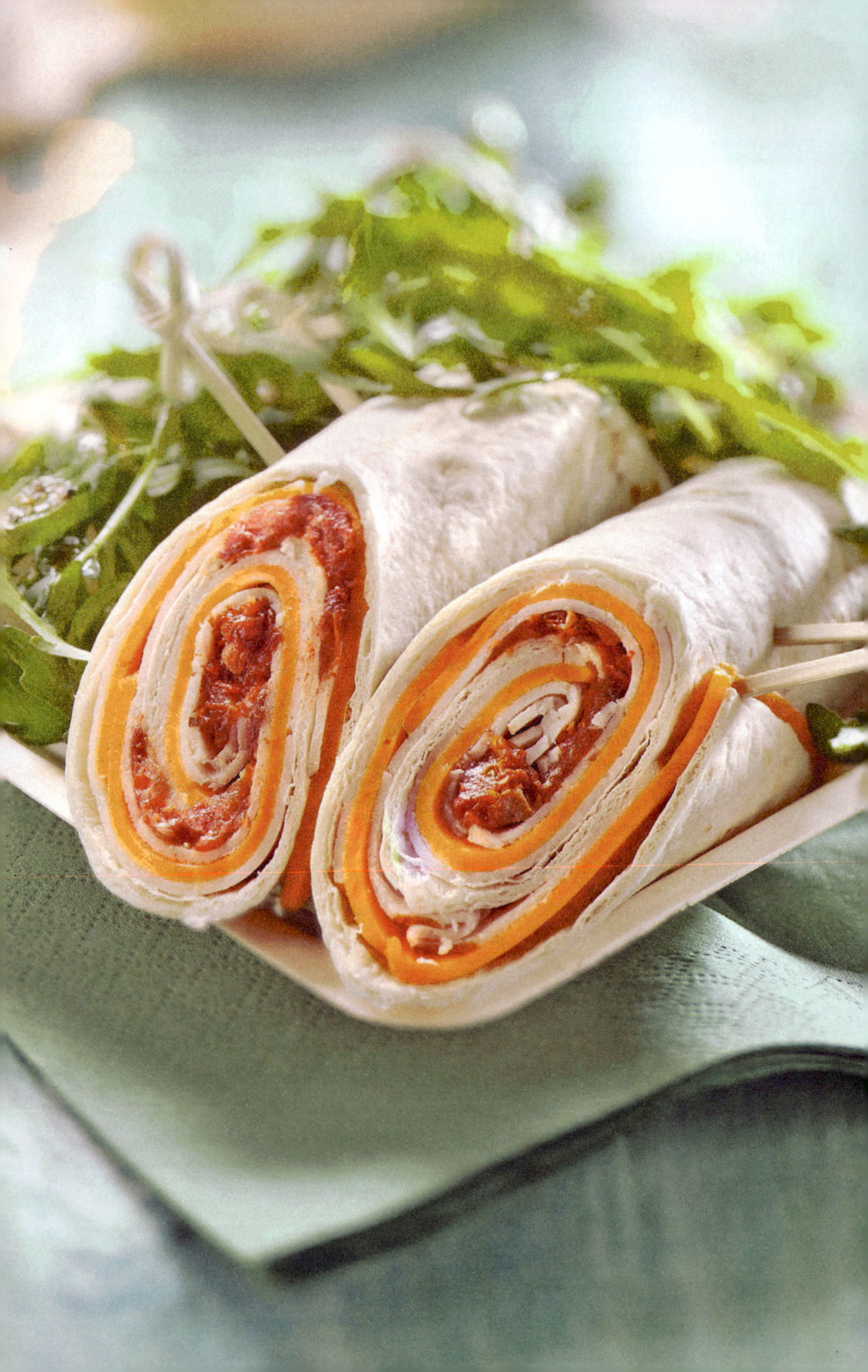

WRAP NUTRITIVO

RENDIMENTO: **6 PORÇÕES**

TEMPO DE PREPARO: **20MIN (+1H DE GELADEIRA)**

INGREDIENTES:

- 6 pães sírios
- 100g de peito de peru
- 3 colheres (sopa) requeijão light
- 100g de queijo prato fatiado
- 4 colheres (sopa) de cenoura ralada
- 6 tomates secos picados

MODO DE PREPARO

Sobre o pão sírio, coloque uma fatia de peito de peru. Espalhe o requeijão, faça uma camada de queijo prato, uma camada de cenoura e uma camada de tomate seco. Enrole como rocambole, apertando levemente. Repita os passos com o restante dos ingredientes. Enrole em plástico filme e leve à geladeira por 1 hora. Retire o plástico e corte do tamanho desejado. Prenda com palitos. Sirva com salada verde, se desejar.

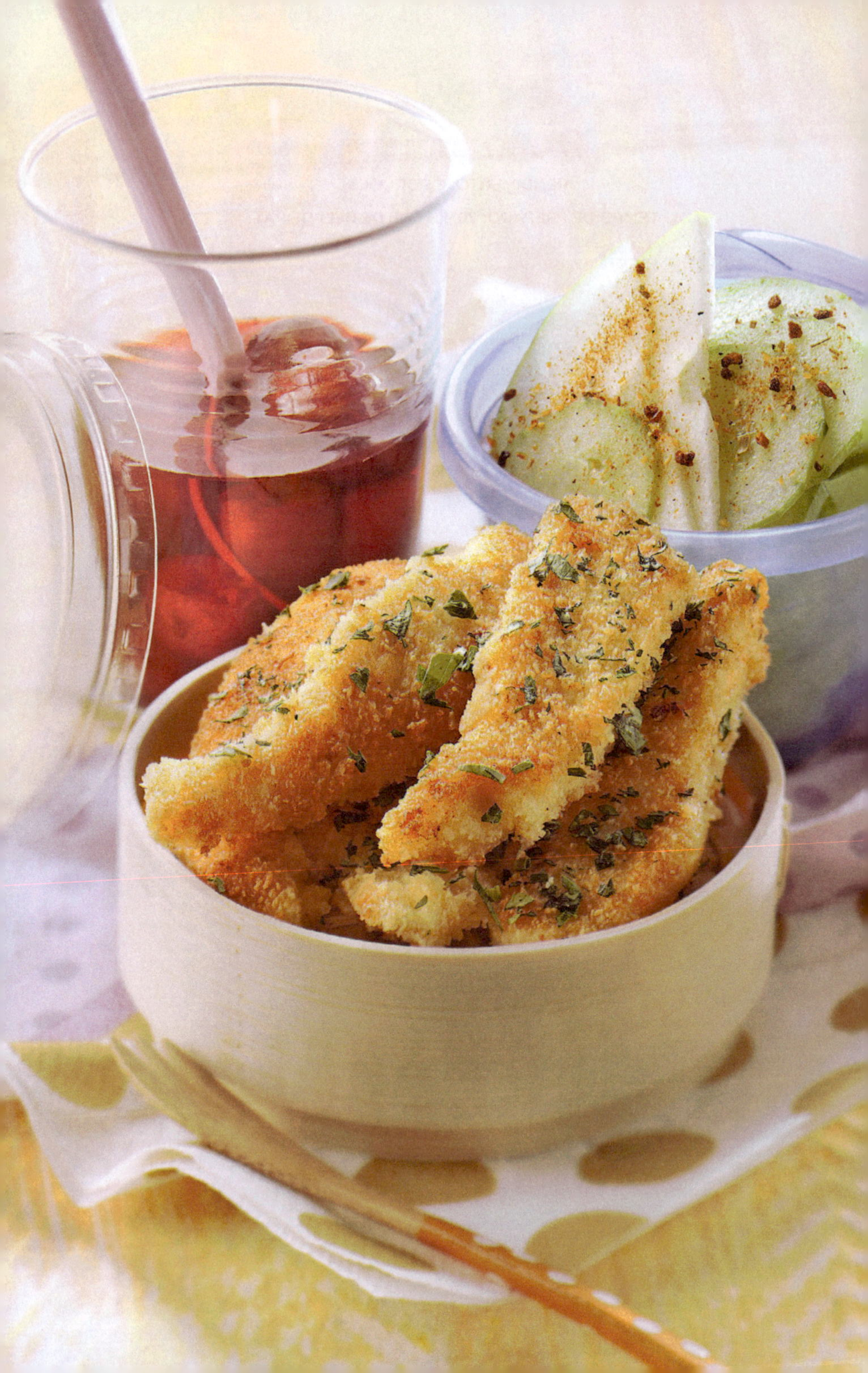

FRANGO EMPANADO AO FORNO

RENDIMENTO: **8 PORÇÕES** | TEMPO DE PREPARO: **1H**

INGREDIENTES:

- 1kg de coxa ou sobrecoxa de frango sem pele
- 1 colher (sopa) de cebola ralada
- 1 dente de alho amassado
- Suco puro de 1 limão
- 1 colher (sopa) de molho inglês
- Sal e orégano a gosto
- 1/2 xícara (chá) de farinha de rosca integral
- 1/2 xícara (chá) de farinha de trigo
- 3 claras batidas
- 1/2 xícara (100ml) de leite desnatado
- 1 colher (sobremesa) de margarina light
- Orégano desidratado

MODO DE PREPARO

Tempere o frango com a cebola, o alho, o limão, o molho inglês, sal e orégano. Reserve. Em um recipiente, misture as duas farinhas e sal. Reserve. Misture as claras com o leite, passe os pedaços do frango nessa mistura e depois nas farinhas. Disponha em um refratário untado e cubra com papel-alumínio. Leve ao forno médio, preaquecido, por 20 minutos. Retire o papel-alumínio e deixe assar por mais 30 minutos ou até dourar. Sirva em seguida, polvilhado com orégano ou outro tempero que desejar.

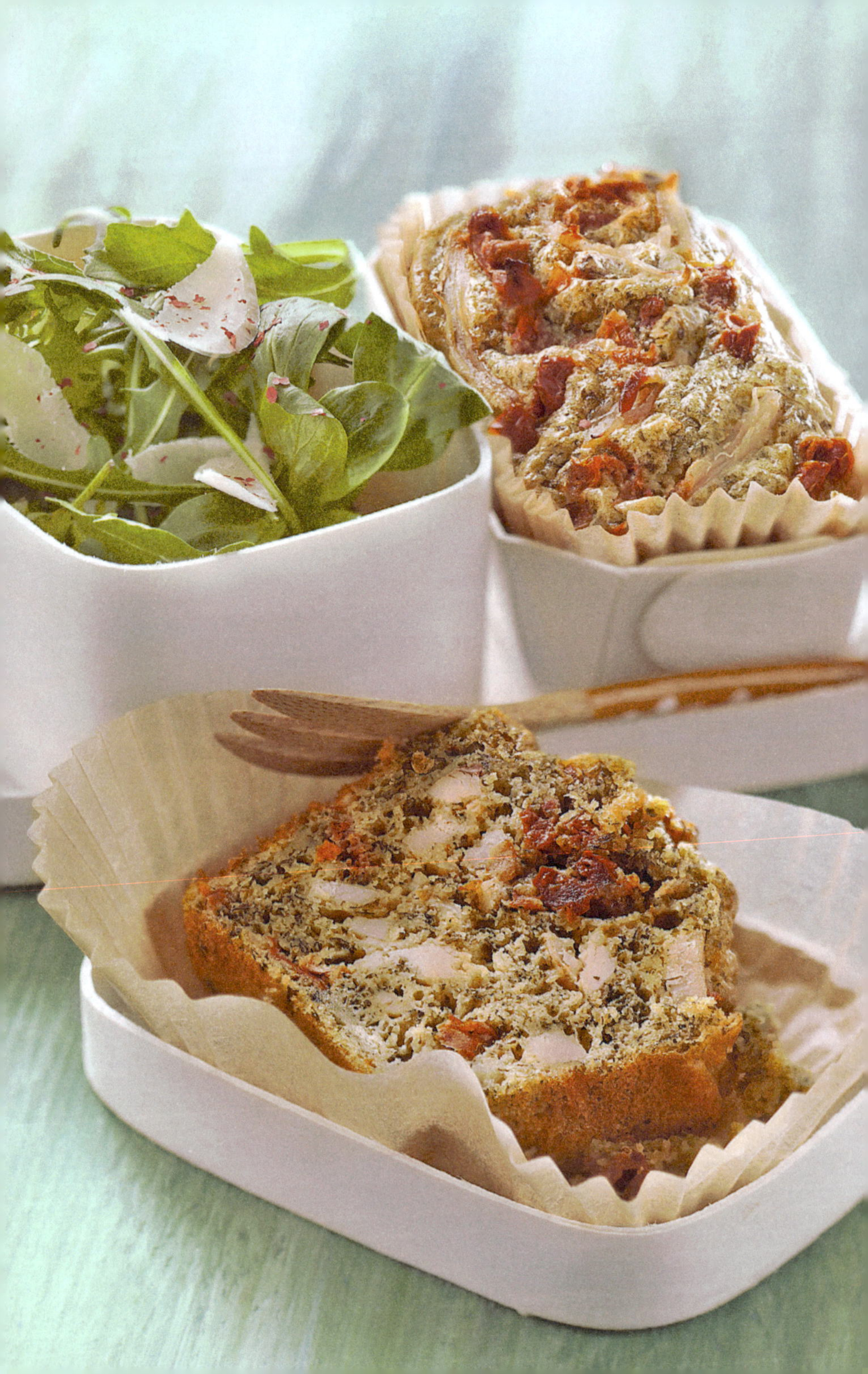

BOLO DE FRANGO

RENDIMENTO: **10 PORÇÕES** | TEMPO DE PREPARO: **1H**

INGREDIENTES:

- 1 lata (200g) de milho verde escorrido
- 1 xícara (200ml) de leite morno
- 2 colheres (sopa) de açúcar demerara
- 2 ovos
- 1 colher (sopa) de sal
- 3 colheres (sopa) de manteiga
- 2 colheres (sopa) de fubá
- 1 e 1/2 xícara (chá) de farinha de trigo
- 1 xícara (chá) de farinha de trigo integral
- 1 colher (sopa) de fermento em pó
- Óleo e farinha de trigo para untar e enfarinhar
- 1 gema para pincelar

RECHEIO:

- 3 colheres (sopa) de manteiga
- 1 cebola picada
- 2 dentes de alho
- 1 xícara (chá) de tomate seco picado
- 2 xícaras (chá) de frango cozido e desfiado
- 1 xícara (chá) de requeijão light
- Sal e salsa picada a gosto

MODO DE PREPARO

Para o recheio, leve uma panela ao fogo médio com a manteiga e doure a cebola e o alho. Junte o tomate seco e o frango e refogue por 5 minutos. Misture o requeijão, desligue e reserve. No liquidificador, bata o milho, o leite, o açúcar, os ovos, o sal, a manteiga e o fubá. Despeje em uma tigela e junte as farinhas, misturando até ficar homogêneo. Junte o recheio e o fermento, misture e transfira para uma forma de bolo inglês grande untada e enfarinhada. Pincele com a gema e leve ao forno médio, preaquecido, por 40 minutos ou até dourar. Se desejar, sirva com salada verde polvilhada com lascas de queijo parmesão light.

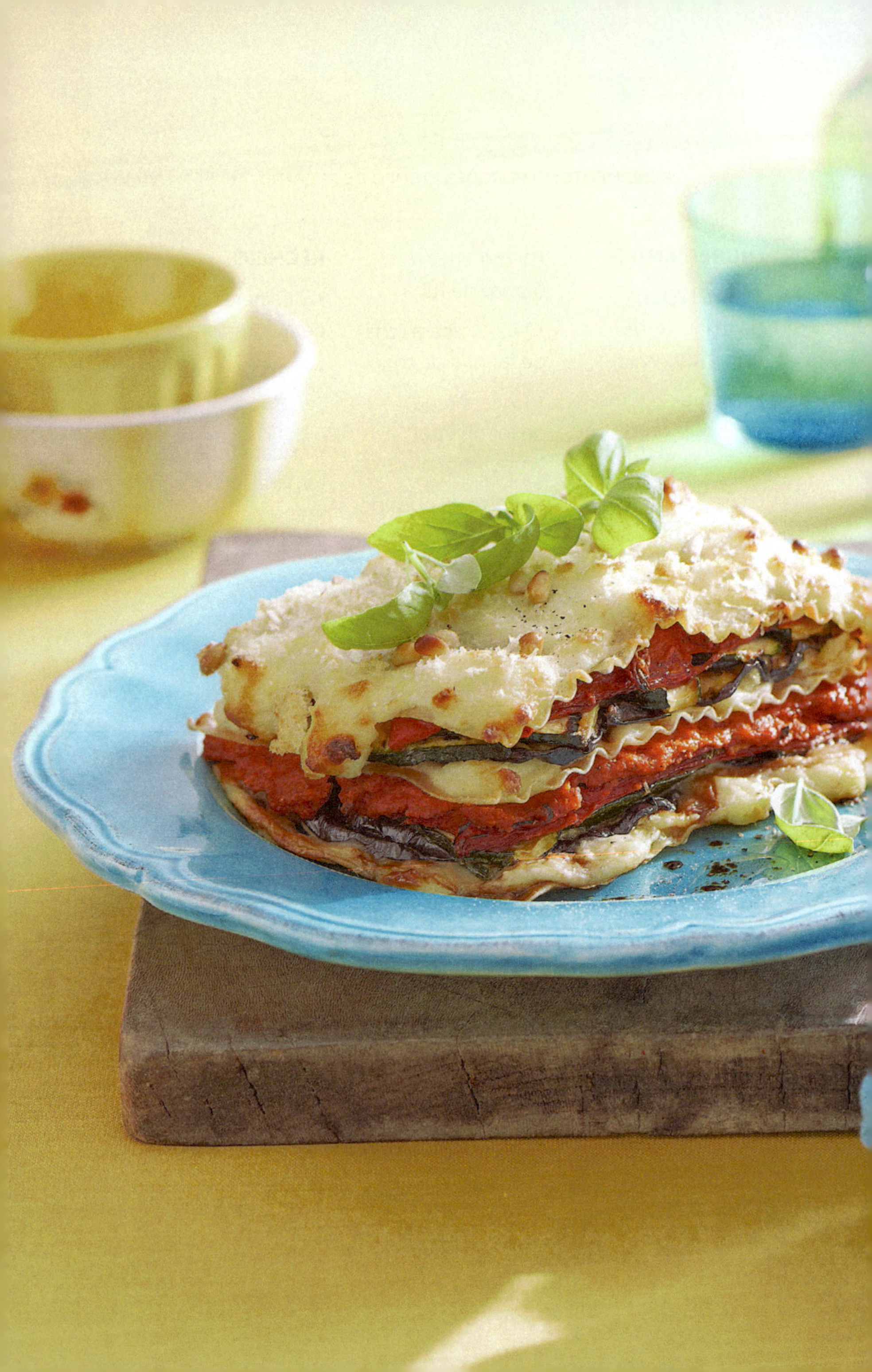

LASANHA DE BERINJELA

RENDIMENTO: **8 PORÇÕES** | TEMPO DE PREPARO: **1H**

INGREDIENTES:

- 3 berinjelas em fatias finas
- Sal a gosto
- 300g de ricota amassada
- 2 potes (400g) de requeijão light
- 1/2 xícara (chá) salsa picada
- 300g de queijo mussarela
- Óleo para untar
- Folhas de manjericão para decorar

MOLHO:

- 5 tomates maduros sem pele
- 2 dentes de alho picados
- Sal e manjericão picado a gosto

MODO DE PREPARO

Para o molho, bata os ingredientes no liquidificador e reserve. Coloque a berinjela em uma panela com água e sal e cozinhe por 2 minutos ou até ficar al dente. Escorra e reserve. Em uma tigela, misture a ricota, o requeijão e a salsa. Reserve. Em um refratário médio untado, faça camadas de berinjela, mussarela, creme de ricota e molho. Repita as camadas até acabarem os ingredientes, terminando em mussarela. Leve ao forno médio, preaquecido, por 20 minutos ou até que o queijo esteja derretido. Retire e sirva decorada com manjericão.

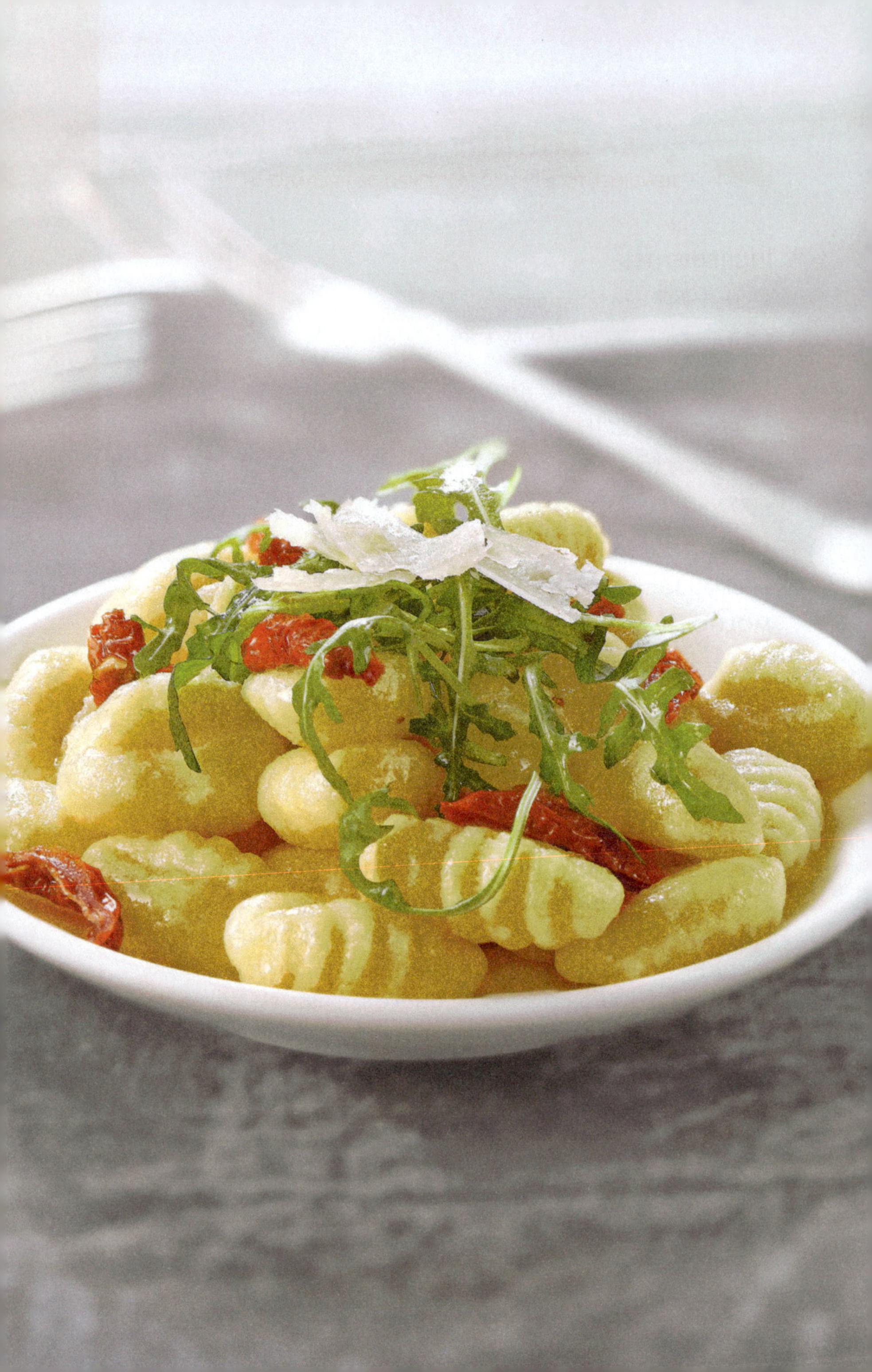

GNOCCHIS COM TOMATE SECO E RÚCULA

RENDIMENTO: **6 PORÇÕES** | TEMPO DE PREPARO: **1H20MIN**

INGREDIENTES:

- 500g de batata-inglesa ou batata-doce
- 1/2 xícara (chá) de farinha de trigo
- 2 ovos
- 4 colheres (sopa) de manteiga derretida
- 50g de queijo parmesão fresco light ralado
- Sal e pimenta-do-reino a gosto
- Farinha de trigo para enfarinhar
- Azeite, tomate seco e rúcula baby a gosto
- Queijo parmesão fresco light ralado para polvilhar

MODO DE PREPARO

Faça furos nas batatas com uma faca e leve ao forno médio, preaquecido, por 45 minutos. Enquanto ainda estão mornas, descasque as batatas e passe-as no espremedor. Coloque em um recipiente, acrescente a farinha, os ovos, a manteiga, o queijo parmesão e uma pitada de sal. Misture bem até formar uma massa homogênea que desgrude das mãos. Se necessário, acrescente mais farinha. Em uma superfície enfarinhada, faça rolinhos de 2cm de largura com a massa e corte em pedaços de 1,5cm. Aperte cada rolinho com um garfo, delicadamente, cubra com um pano de prato e reserve. Ferva uma panela com água, coloque os gnocchis e retire-os quando subirem à superfície. Sirva com azeite, tomate seco, rúcula e parmesão.

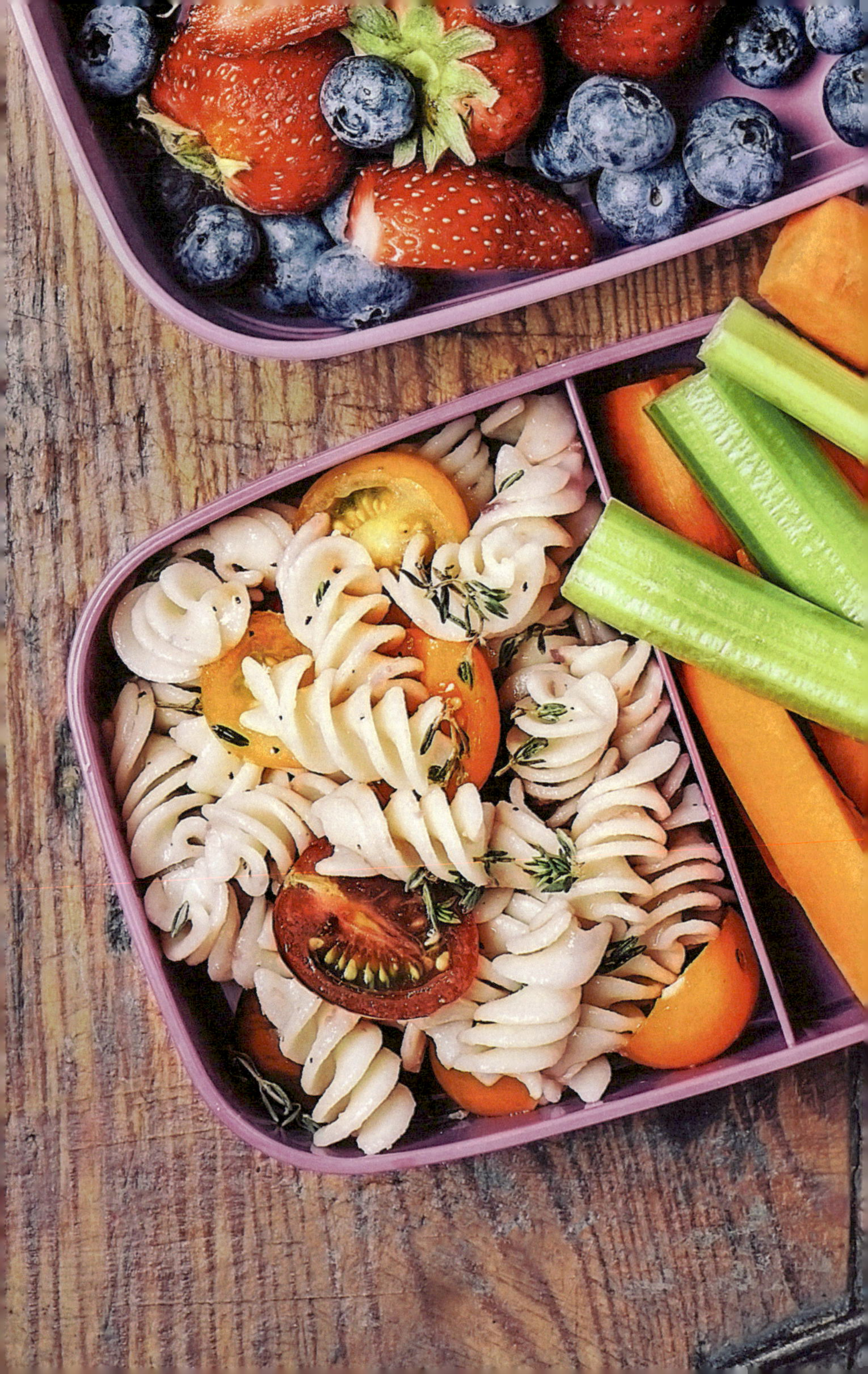

MACARRÃO INTEGRAL COM TOMATE

RENDIMENTO: **4 PORÇÕES** | TEMPO DE PREPARO: **40MIN**

INGREDIENTES:

- 1/2 pacote de macarrão tipo parafuso integral
- 2 dentes de alho amassados
- 25 tomates-cerejas cortados ao meio
- Sal, azeite e cheiro-verde picado a gosto
- Alecrim para polvilhar

MODO DE PREPARO

Coloque o macarrão para cozinhar de acordo com orientações da embalagem, escorra e reserve. Em uma panela, coloque um pouco de azeite e refogue o alho por 4 minutos. Acrescente o tomate, tempere com um pouco de sal, misture e junte o macarrão cozido. Acerte o sal, se necessário, misture até que a massa esteja bem incorporada ao tomate. Desligue o fogo, misture o cheiro-verde e sirva em seguida polvilhado com alecrim.

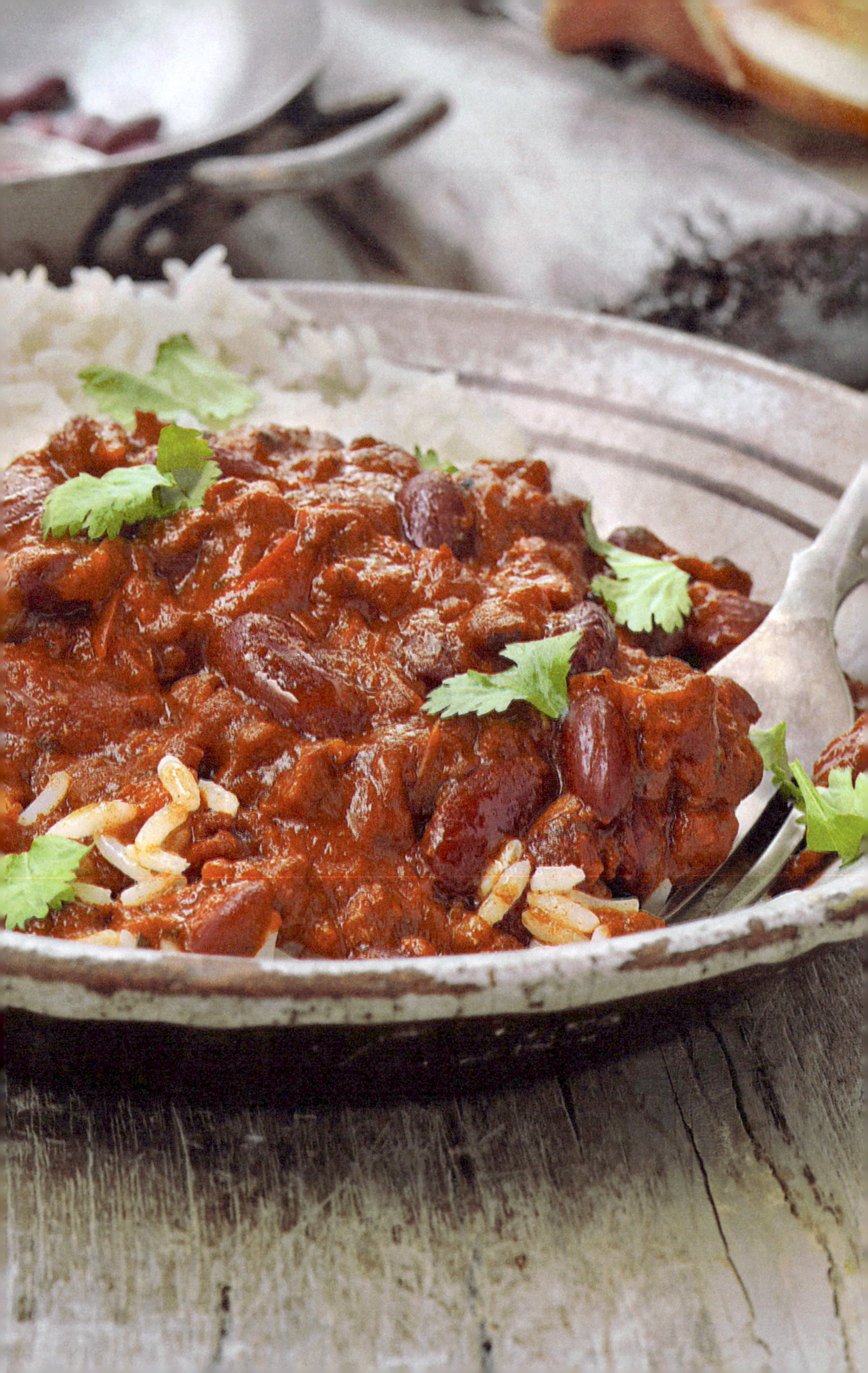

PICADINHO VEGETARIANO

RENDIMENTO: **4 PORÇÕES**

TEMPO DE PREPARO: **50MIN (+30MIN DE DESCANSO)**

INGREDIENTES:

- 3 xícaras (chá) de proteína de soja texturizada
- 2 xícaras (400ml) de água fervente
- 1 cebola em cubos pequenos
- 2 dentes de alho espremidos
- 2 colheres (sopa) de azeite
- Sal a gosto
- 2 xícaras (chá) de feijão vermelho cozido
- 1/2 xícara (chá) de extrato de tomate
- 1 colher (sopa) de farinha de trigo
- 1/2 xícara (100ml) de água
- Coentro a gosto para polvilhar

MODO DE PREPARO

Coloque a proteína texturizada em uma tigela e regue com a água fervente. Deixe descansar por 30 minutos. Escorra e esprema com as mãos para retirar o excesso de água. Em uma panela, refogue a cebola e o alho no azeite e tempere com sal. Acrescente a soja, mexendo, e refogue por 5 minutos. Junte o feijão vermelho cozido e refogue por alguns minutos. Adicione água até cobrir e coloque o extrato de tomate. Tampe e cozinhe por 10 minutos em fogo baixo, mexendo de vez em quando. Assim que o caldo reduzir pela metade, acrescente a farinha de trigo dissolvida na água e mexa até engrossar. Acerte o sal, se necessário, polvilhe com coentro picado e sirva, se desejar, com arroz branco.

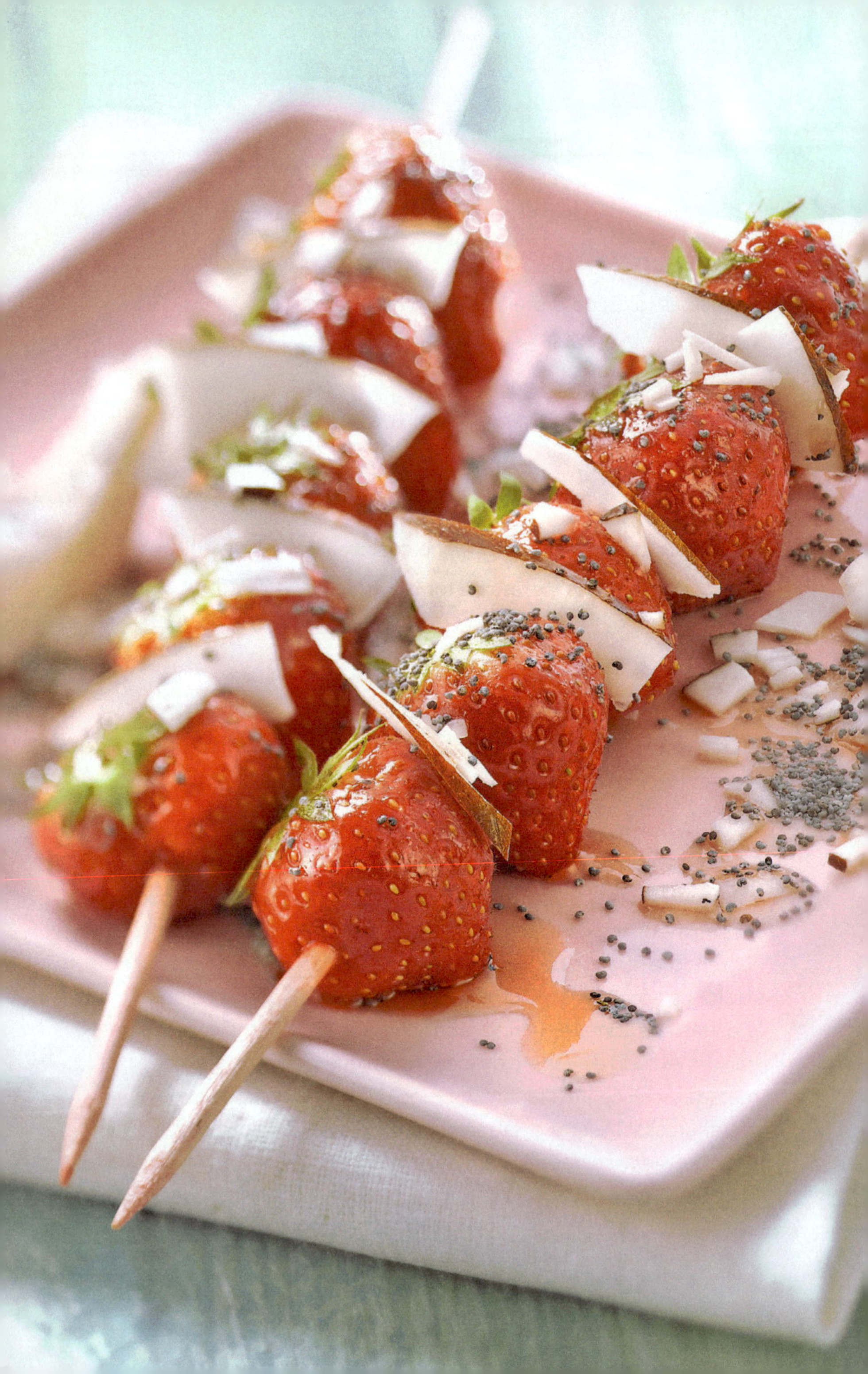

ESPETINHO DE FRUTAS

RENDIMENTO: **6 PORÇÕES** | TEMPO DE PREPARO: **15MIN**

INGREDIENTES:

- 1 caixa de morangos
- 1 coco seco
- 1/2 xícara (chá) de mel
- 2 colheres (sopa) de chia

MODO DE PREPARO

Limpe os morangos e corte o coco em lascas. Em palitos de churrasco, monte os espetos com as frutas, alternando-as. Para servir, regue os espetos com o mel e polvilhe a chia.

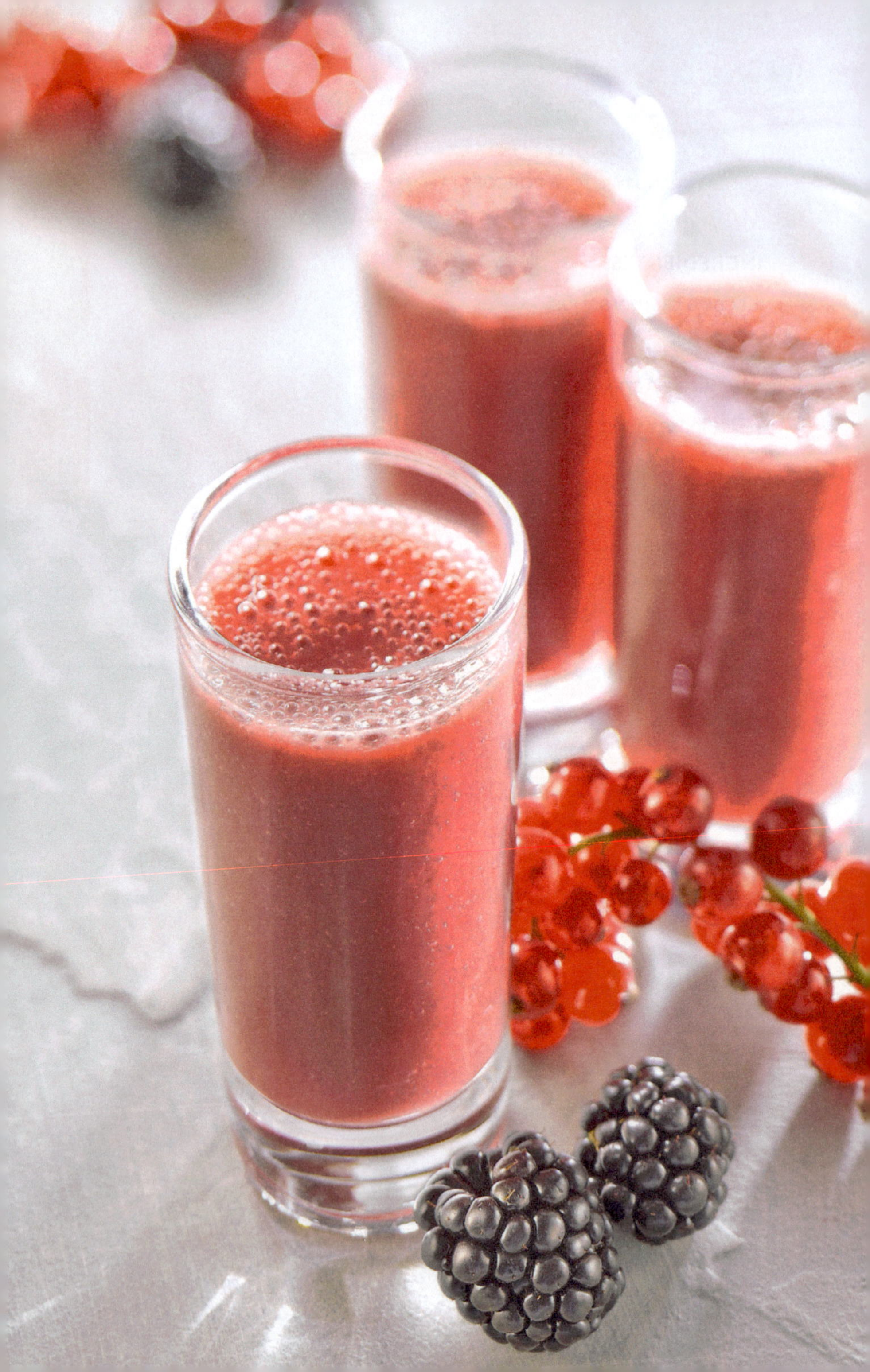

SUCO DE FRUTAS VERMELHAS

RENDIMENTO: **1 PORÇÃO** | TEMPO DE PREPARO: **15MIN**

INGREDIENTES:

- 1 xícara (chá) de uvas-vermelhas
- 3 morangos
- 3 amoras maduras
- 1 colher (sopa) de linhaça
- 1 copo (250ml) de água
- Mel ou açúcar mascavo a gosto

MODO DE PREPARO

No liquidificador, bata todos os ingredientes até a mistura ficar homogênea. Adoce a gosto e sirva.

CONSULTORES

Adriana Pantaleão, *nutricionista;*

Ana Carolina Candia Barra, *especialista em emagrecimento;*

Ana Paula Moura, *nutricionista;*

Ariane Bomgosto, *nutricionista;*

Barbara Rescalli Sanches, *nutricionista;*

Bianca Barone, *endocrinologista e pediatra;*

Cláudia Cezar, *professora doutora em Nutrição Humana Aplicada;*

Claudia Filatro, *fundadora da ONG Pró-Crianças e Jovens Diabéticos;*

Daniela Jobst, *nutricionista;*

Elaine de Padua, *nutricionista;*

Evelyn Vasvary, *nutricionista;*

Flávia Funes, *endocrinologista na clínica Nuclehum, em São José do Rio Preto;*

Gabriela Kapim, *nutricionista;*

Gabriela Marcelino, *nutricionista;*

Greice Caroline Baggio, *nutricionista;*

Karyna Pugliese, *nutricionista;*

Larissa Cohen, *nutricionista;*

Luciana Carneiro, *nutróloga;*

Márcia Regina Dal Médico, *nutricionista;*

Mariele Marcatto, *nutricionista do Hospital San Paolo;*

Patricia Davidson, *nutricionista;*

Paula Castilho, *nutricionista;*

Paula dos Santos, *nutricionista;*

Priscila Sanches, *educadora física;*

Renata Lucats Fidalgo, *nutricionista;*

Robena Molinari, *nutricionista;*

Rogério Frade, *nutricionista*;

Tamara Mazaracki, *nutróloga e médica ortomolecular;*

Vanessa Minossi, *nutricionista;*

Vanessa Suzuki, *professora do curso de nutrição da Universidade Anhembi Morumbi.*